NOTICE

SUR

L'EAU MINÉRALE

DE

CHATEL-GUYON

(PUY-DE-DÔME).

Par M. A. CHEVALLIER,

CHIMISTE,

MEMBRE DE L'ACADÉMIE IMPÉRIALE DE MÉDECINE, DU CONSEIL DE SALUBRITÉ, ETC.

Extrait du JOURNAL DE CHIMIE MÉDICALE.

PARIS

TYPOGRAPHIE DE RENOU ET MAULDE,

RUE DE RIVOLI, 144.

1859

NOTICE

SUR

L'EAU MINÉRALE DE CHATEL-GUYON

(PUY – DE – DÔME).

Parmi les eaux minérales qui sont dignes de fixer l'attention des médecins, on doit considérer l'eau de Châtel-Guyon comme une des eaux importantes de la France, et si cette eau n'est pas aussi connue que beaucoup d'autres, il faut l'attribuer au pays où elle est située, pays qui mériterait, à l'égal de la Suisse, les visites de nos touristes ; mais Châtel-Guyon est en France (1) !

L'eau de Châtel-Guyon est connue depuis près d'un siècle ; en effet, si l'on remonte aux écrits qui ont traité des eaux miné-rales, on voit que cette eau, qui sourd dans l'une des anciennes divisions de la province d'Auvergne, *la Limagne*, a été le sujet d'études dues à Chomel, à Duclos, à Raulin, à Barse.

De ces travaux il résulte : 1° que Duclos a trouvé que 500 grammes d'eau de Châtel-Guyon lui avaient fourni 55 grains, soit 2 grammes 92 centigrammes de résidu composé d'une ma-tière terro-plâtreuse de sel marin et de nitre (*Mémoires de l'an-cienne Académie*, 1713, page 29); 2° que Raulin, dans son *Traité analytique des eaux minérales* (Paris, 1774, in-12), dans son cinquième chapitre du second volume, présente les eaux de Châtel-Guyon comme thermales, gazeuses, acidules, purgatives ; il cite une analyse de Dufour, de laquelle il résulterait qu'elles contiennent un fluide élastique, du fer en petite quantité, du sel marin à base alcaline, un sel de la nature du sel d'Epsom à base

---

(1) On arrive à Châtel-Guyon par le chemin de fer du Bourbon-nais; on descend à Riom , qui est à 7 kilomètres de Châtel-Guyon. Là on trouve soit des diligences, soit des omnibus.

terreuse, et une fraction de cette même base. Il dit, en outre, qu'une partie de cette base terreuse est devenue libre pendant l'évaporation, ainsi qu'une autre terre de la nature des terres ; que ces terres sont en dissolution dans ces eaux au moyen de leur gaz.

Ce savant indique les propriétés des eaux de Châtel-Guyon, les cas où elles conviennent, les accidents qu'elles peuvent produire quand elles sont mal administrées, les précautions qu'elles exigent.

Le même auteur, dans un ouvrage portant le titre d'*Exposition succincte des principes et des propriétés des eaux minérales qu'on distribue au bureau de Paris*, 1775, traite encore des eaux de Châtel-Guyon ; mais on ne trouve dans cet ouvrage qu'un extrait de ce qu'il avait publié dans son *Traité* édité en 1774.

Raulin, en 1777, dans son *Parallèle des eaux minérales d'Allemagne que l'on transporte en France et celles de la même nature qui sourdent dans le royaume (en France)*, mentionne les eaux de Châtel-Guyon ; il décrit les résultats obtenus d'une analyse ; il y signale la présence de la silice, de la magnésie ; il établit ensuite une comparaison des eaux de Châtel-Guyon avec celles de Vichy ; il traite de leurs principes respectifs et des maladies dans lesquelles ces eaux peuvent être utiles et nuisibles.

Raulin s'est aussi occupé de la température des eaux de Châtel-Guyon. On trouve dans l'ouvrage de Carrère, qu'il indique, qu'il y avait quatre sources marquant chacune de 24° à 25° au thermomètre de Réaumur, soit 30° et 31° 67 du thermomètre centigrade ; et une cinquième marquant 20° seulement, soit 25°. Depuis, cette température a été reconnue être de 35 à 36° centigrades ; ces comparaisons démontrent que ces eaux n'ont pas perdu de leur chaleur, et qu'au contraire il y a eu élévation de degré depuis 1785,

En 1840, M. Jules Barse publia une analyse de l'eau de Châtel-Guyon, dans laquelle il établissait que l'eau qui est fournie par les sources donne une masse d'eau de 9,420 litres par heure ; l'analyse faite sur 100 litres a donné à ce chimiste les proportions suivantes en sel pour 1 litre d'eau :

Acide carbonique	0^{lit}.755
Sulfate de soude	1^{gr}.700
Hydrochlorate de soude	1^{gr}.330
— de magnésie	0^{gr}.500
Sulfate d'alumine	0^{gr}.090
Matière organique	0^{gr}.007
Carbonate de magnésie	0^{gr}.170
— de chaux	0^{gr}.880
— de fer	0^{gr}.340
Sulfate de chaux	0^{gr}.074
Silice	0^{gr}.067
Alumine	0^{gr}.004
	5^{gr}.162

On doit aussi à M. le docteur Nivet une analyse des eaux de Châtel-Guyon dont voici les résultats :

Bicarbonate de soude	Traces.
— de chaux	1^{gr}.8027
— de magnésie	0^{gr}.2460
Bicarbonate de fer	0^{gr}.2228
Sulfate de soude	0_{gr}.5850
— de chaux	0^{gr}.0800
— d'alumine	Traces.
Chlorure de sodium	2^{gr}.4000
— de magnésium	0^{gr}.6230
Alumine	0^{gr}.0200
Apocrénate de fer	Traces.
Matière organique	Traces.
Perte	0^{gr}.1530
	6^{gr}.1325

Outre ces analyses, il y en aurait une autre qui aurait été faite en 1818, et qui aurait été adressée par M. Deval au ministère ;

mais nous n'avons pu nous procurer la formule de cette analyse.

Après ces travaux, on pourrait encore citer : 1° ceux dus à Jean Ban, 1605 (*Merveilles des eaux*); 2° ceux de Guettard, présentés en 1758 à l'Académie des sciences; 3° ceux de Cadet, qui sont de 1774; 4° ceux de Buc'hoz, de 1796; 5° enfin les publications de Legrand d'Aussy, qui a rendu justice à l'Auvergne en publiant d'intéressants détails sur les merveilles qu'on rencontre dans un pays digne de fixer l'attention des voyageurs, des savants et surtout des naturalistes.

Châtel-Guyon, qui est une commune de 1,775 habitants et qui est à 7 kilomètres seulement de Riom, n'est pas, à notre grand étonnement, cité dans le *Dictionnaire* de Bouillet; cependant, si on consulte l'histoire, on trouve que Châtel-Guyon y occupe une place qui n'est pas sans intérêt. En effet, cette commune a pris son nom d'un château que Guy II avait fait construire, en 1185, sur un lieu élevé d'où il pouvait correspondre avec sa capitale à l'aide de signaux. Le château bâti, des chaumières vinrent bientôt s'appuyer contre des murailles protectrices; elles formèrent une masse importante, qui prit le nom du comte Guy et du château qu'il avait fait construire. Telle est l'origine de la commune, qui est plus connue aujourd'hui par ses eaux que par son origine.

En 1198, par suite d'une guerre entre le comte d'Auvergne et l'évêque de Clermont, Guy II donna la suzeraineté de Châtel-Guyon au pape Innocent III; mais, plus tard, lorsque Philippe II divisa l'Auvergne, Guy obtint de son vainqueur de conserver le château qu'il avait fait bâtir, et il légua par testament le domaine de Châtel-Guyon à son épouse Péronnelle du Chambon, qui habita ce manoir avec son fils Guillaume.

On ne sait ce qui se passa de 1198 à 1395 à Châtel-Guyon; mais, à cette époque, la terre de Châtel-Guyon fut vendue à la maison de Chazeron par Hugues de la Roche.

En 1590, le château de Guy devint, pour la première fois, un poste militaire important. Les ligueurs en firent le siége ; ils s'en emparèrent ; ils s'y maintinrent pendant deux ans, pillant et ravageant les campagnes ; défiant, à l'abri des remparts du château, ceux qui venaient les attaquer.

En 1592, les armées royales vinrent mettre le siége devam Châtel-Guyon ; les ligueurs le défendirent avec succès pendant plusieurs mois ; la place fut enfin prise, et sa démolition fut ordonnée pour affranchir la ville de Riom d'une garnison onéreuse qu'elle était forcée d'entretenir.

Pendant longtemps encore on voyait les débris du manoir construit par les ordres de Guy II ; aujourd'hui tout a disparu et son emplacement est vide ; mais si Châtél-Guyon est déshérité de son château, il ne l'est pas de ses belles campagnes, de ces vues immenses qui étonnent le voyageur frappé d'admiration à la vue de ces merveilles de la nature.

Analyse des eaux de Châtel-Guyon.

Chargé de faire l'analyse des eaux de Châtel-Guyon, nos premiers essais ont été faits dans le but de rechercher dans ces liquides la présence de l'iode et du brome. A cet effet, de grandes quantités d'eau ont été évaporées en prenant les précautions les plus minutieuses. Ajoutant aux eaux évaporées de la potasse pure, tous les essais que nous fîmes ne purent nous permettre de constater dans ces eaux la présence de ces métalloïdes.

Procédant ensuite à la recherche de l'arsenic, nous fîmes évaporer une quantité assez grande d'eau, en faisant usage de capsules de porcelaine neuves : le résidu fut ensuite recueilli, mis dans une petite capsule, puis traité par l'acide sulfurique pour carboniser la matière organique ; le produit obtenu par ce mode de faire fut repris par l'eau distillée. La solution fut filtrée ; elle fut ensuite introduite dans un appareil de Marsh fonctionnant à blanc et ne fournissant que de l'hydrogène pur ; le liquide introduit dans l'appareil changea la nature du gaz. On obtint des taches qui furent reconnues, après avoir été essayées, pour être de nature arsenicale.

Les eaux de Châtel-Guyon contiennent donc une petite quantité d'un principe arsenical.

Ayant l'idée que ces eaux contenaient de minimes quantités d'un sel ammoniacal, nous ajoutâmes à de l'eau de Châtel-Guyon une petite quantité d'acide chlorhydrique ; puis nous fîmes évaporer l'eau ainsi acidulée ; le résidu, traité par de la chaux vive, donna lieu à un léger dégagement d'ammoniaque, qui fut constaté à l'aide du papier de tournesol rougi et d'une baguette trempée dans l'acide chlorhydrique.

Ces essais terminés, nous avons procédé à l'examen des eaux pour rechercher la quantité des matières qui minéralisent ces eaux et la nature de ces matières. Nous ne rapporterons pas ici les longues opérations que nous avons faites ; mais nous ferons connaître les résultats obtenus.

D'abord nous avons étudié autant qu'il était possible, n'étant pas à la source, les propriétés physiques des eaux de Châtel-Guyon, Ces eaux sont incolores, inodores, limpides , lorsqu'on laisse les bouteilles en repos ; si on les agite, on remarque qu'il y a des flocons qui se précipitent au fond du vase ; ces flocons sont de couleur jaunâtre et de nature ferrugineuse ; la saveur de ces eaux est salée, et le goût salé qu'on ressent a quelque chose de particulier.

L'eau qui nous avait été envoyée a ensuite été évaporée, avec soin, à siccité, en prenant toutes les précautions convenables pour que le résidu fût amené à un état de siccité complet, sans cependant pousser cette dessiccation de manière à altérer les produits obtenus.

Lors de cette évaporation, on reconnut que la quantité de matière fixe contenue dans l'eau s'élevait à 6 grammes par litre d'eau.

Cette quantité obtenue est plus forte que celle constatée par Duclos, qui était de 5 grammes 84 centigrammes; que celle obtenue par Jules Barse „ qui était de 5 grammes 162 milligrammes; elle est un peu au-dessous de 6 grammes 132 milligrammes, obtenus par M. Nivet. On voit cependant que, depuis près d'un siècle, les quantités de matières fixes contenues dans les eaux de Châtel-Guyon ont peu varié.

Quelques essais ont été faits sur les eaux de Châtel-Guyon à l'aide des réactifs; mais ces réactions ne présentaient rien de particulier; ils faisaient connaître la présence dans cette eau de chlorures de sulfate, de carbonate, de chaux, de magnésie, d'oxyde de fer, d'alumine, d'acide carbonique : cet acide n'a pu être dosé. Les eaux sur lesquelles nous opérions étaient dans des bouteilles depuis quelques jours; il devait y avoir eu déperdition d'une partie de cet acide.

Nous avons dit que 1 litre d'eau de Châtel-Guyon avait fourni 6 grammes de résidu. Ce résidu présentait la composition suivante :

Chlorure d'aluminium	0^{gr}.130
— de magnésium	0^{gr}.034
— de calcium	0^{gr}.120
— de sodium	3^{gr}.100
Sulfate de chaux	0^{gr}.277
— de magnésie	0^{gr}.093
— de soude	0^{gr}.093
— de potasse	0^{gr}.111
Carbonate de fer	0^{gr}.350
— de chaux	0^{gr}.514
— de magnésie	0^{gr}.825
Alumine	0^{gr}.080
Arsenic, matières organiques et pertes	0^{gr}.273
	6^{gr}.000

L'examen du fer contenu dans les eaux nous a démontré que ce fer contenait une petite quantité de manganèse; ce manganèse se trouve aussi dans les résidus que les eaux laissent déposer.

Ces résidus contiennent aussi de l'arsenic, et nous avons pû, en les traitant convenablement, obtenir un anneau de ce métal.

D'autres résidus recueillis dans les bassins ne fournissaient pas d'arsenic, ce qui a nécessité de nouvelles recherches qui nous démontrèrent de nouveau la présence de l'arsenic dans les résidus laissés par les eaux.

Etablissement de Châtel-Guyon.

Pour que des eaux minérales puissent être utiles aux malades, il faut qu'il y ait dans le lieu où sourdent ces liquides des établissements destinés à l'administration des eaux. Nous allons dire un mot du nouvel établissement qu'on a édifié à Châtel-Guyon.

Cet établissement ne laisse rien à désirer, soit sous le point de vue du confortable, soit sous le point de vue des aménagements rendus indispensables par la nature essentiellement purgative des eaux.

Les baignoires sont en laves d'Auvergne ; elles contiennent chacune 500 litres d'eau minérale. L'on peut à volonté, et selon les indications du médecin, donner au malade de l'eau courante et à des températures variées. A cet effet, on a disposé les agencements de façon à ce que l'eau soit introduite par le fond de la baignoire ; l'ouverture qui donne issue est recouverte par une plaque en cuivre, de forme un peu bombée et percée de petits trous, comme le sont les pommes d'arrosoir ; un gros tuyau en cuivre, et qui communique seul avec la baignoire, s'embranche sur trois autres tuyaux. Le premier communique avec un réservoir contenant 30 mètres cubes d'eau, et qui est alimenté par une source dont la température est à 32 degrés ; le deuxième communique avec un autre réservoir de la même capacité, qui est alimenté par une nouvelle source qui a une température de

36 degrés, source qui, pour ce service, a été captée tout récemment ; le troisième amène de l'eau minérale surchauffée au moyen d'un serpentin dans lequel circule de la vapeur d'eau, et qui élève la température du liquide à environ 60 degrés. Les embranchements communiquent avec le tuyau principal par des robinets à brides qui s'ouvrent au moyen d'une clef.

Si on lâche le premier robinet, les autres étant fermés, l'eau s'échappe avec une grande force ; elle s'élève en jets nombreux, et en peu de temps la baignoire est remplie. Le malade peut être soumis pendant tout le temps qu'il prend son bain à un renouvellement continuel d'eau minérale venant de bas en haut, et qui a une température de 32 degrés.

Si le malade ou le baigneur ferme le premier robinet et ouvre le deuxième, on prend un bain d'une température de 36 degrés ; si cette température est trop élevée, on ouvre les deux robinets, et le bain a une température de 34 degrés.

Si le médecin ordonne un bain d'une température plus élevée, devant dépasser 36 degrés plus ou moins, le robinet fournissant l'eau surchauffée est ouvert. On obtient alors le degré qui a été prescrit par le médecin.

L'établissement de Châtel-Guyon possède aussi des piscines, piscines qui sont préférées aux baignoires par certains malades. Ces piscines sont grandes et chacune d'elles contient 15 mètres cubes d'eau ; elles peuvent recevoir de 30 à 40 personnes. Le malade y est assis et plongé dans l'eau jusqu'au-dessus des épaules. On peut aussi déterminer un courant d'eau dans les piscines, mais on ne fait pas arriver l'eau par le milieu de la piscine : elle n'aurait pu atteindre les angles. A cet effet, on la fait alors arriver dans les angles par des tuyaux d'alimentation qui sont placés au niveau du fond ; le jet étant très-abondant, et ayant une grande force, vient frapper le côté opposé de la piscine où il a son ouverture, et il est renvoyé dans le milieu du bassin.

La quantité d'eau découverte par les nouveaux travaux du propriétaire, quantité que l'on peut évaluer déjà à 12 mètres cubes par heure, et que l'on espère trouver sous peu en quantité plus considérable, autorise une application aussi large et plus avantageuse.

Relativement à la température de l'eau de la piscine, on l'établit par des moyens semblables à ceux employés dans les baignoires.

Le renouvellement de l'eau des piscines s'obtient en faisant écouler l'eau par le fond, l'eau chaude occupant toujours, comme on le sait, la partie supérieure des bassins.

On compte 8 baignoires à l'aide desquelles on peut donner 80 bains de baignoires par jour ; les bains pris dans les piscines peuvent être évalués au nombre de 600 par jour. Il y a 4 appareils pour douches.

L'administration des eaux, à Châtel-Guyon, a été confiée aux soins du docteur Aguilhon, médecin en chef de l'hôpital de Riom, médecin inspecteur de ces eaux. Ce médecin a longuement étudié les propriétés de ces liquides, leur mode d'administration, les résultats qu'on peut en obtenir dans les maladies diverses. Nous avons entre les mains un travail de ce médecin, mais son étendue et la spécialité de notre journal ne nous permettent pas d'en tirer parti *in extenso.*

Les eaux minérales de Châtel-Guyon sont depuis longtemps employées dans l'usage médical. Buc'hoz établissait, dès 1796, qu'*on en connaissait peu de semblables en France,* qu'elles sont laxatives, qu'elles n'irritent pas les entrailles. Raulin, à son tour, disait que *les vertus purgatives qu'elles possèdent seules en France à un si haut degré exigent que leur administration soit confiée à un médecin habile.*

Patissier, dont les travaux font loi en hydrologie, dit que, prises en boisson, les eaux de Châtel-Guyon sont laxatives, qu'elles portent un peu à la tête et causent un léger assoupissement, qu'on les recommande dans les scrofules, la chlorose, les inflammations chroniques de l'estomac, des intestins, les engorgements des viscères abdominaux ; qu'elles sont nuisibles dans la phthisie pulmonaire même à son début ; il dit en outre qu'elles sont administrées en bains et en douches, qu'elles sont utiles dans les rhumatismes, les contractures des membres, etc. ; que transportées avec soin elles conservent une partie de leurs vertus. Nous croyons qu'on peut dire qu'elles conservent presque toute leur vertu.

Voici quelques passages du travail de M. Aguilhon ; nous le répétons, nous éprouvons un vif regret, c'est celui de ne pouvoir le faire connaître en entier à nos lecteurs :

« Les eaux de Châtel-Guyon sont administrées dans le traitement des maladies sous toutes les formes, en bains, en douches, et surtout en boisson.

« Suivant la dose à laquelle on les prend à l'intérieur, elles provoquent des effets *digestifs*, ou *laxatifs*, ou *purgatifs*. L'expérience dans notre clientèle et dans nos salles d'hôpital, la pratique de plusieurs de nos confrères, nous ont fourni la conviction que transportées elles ne perdent aucunement de leur action purgative.

« En boisson, l'eau minérale se prend le matin à jeun, par verrées, de quart d'heure en quart d'heure. L'estomac doit se trouver en état de vacuité pour que le liquide soit plus facilement absorbé, qu'il puisse déterminer sur les organes une action directe plus marquée et que son action dynamique soit plus sûre.

« Un préjugé vulgaire a fait croire que ces eaux doivent être confiées à l'estomac avant le lever du soleil : une expérience éclairée nous a appris qu'il est inutile de s'astreindre à cet usage ;

la fraîcheur des matinées pourrait être d'ailleurs préjudiciable à la santé de certains malades.

« Une autre croyance a fait accepter que les effets salutaires des eaux sont en raison directe des quantités ingérées ; c'est encore un préjugé : à doses fractionnées et modérées, elles exercent une modification favorable sur la muqueuse gastro-intestinale.

« Prises à des doses plus considérables, leur action devient perturbatrice, évacuante. Ces manières d'agir différentes présentent chacune leur but d'utilité ; la quantité d'eau à boire variera suivant l'espèce de maladie et suivant les résultats à obtenir. Ainsi, dans la dyspepsie, on recommandera une quantité d'eau à prendre moindre que dans un cas d'atonie du tube digestif, dans la constipation.

« Généralement, la dose ne saurait être fixée à l'avance d'une manière certaine ; les malades commencent par trois à quatre verres, et portent la dose à huit, dix et douze ; le nombre de verres varie également suivant l'âge et l'idiosyncrasie. Chez une jeune fille chlorotique, par exemple, comme on veut obtenir l'effet dynamique de l'absorption du fer sans purgation, les eaux sont administrées avec circonspection et mesure ; chez un malade atteint de gastrite chronique, la dose est élevée par degrés jusqu'au maximum de tolérance des organes ; un individu atteint d'engorgement chronique des viscères en boira un plus grand nombre de verres, afin de déterminer une puissante révulsion sur le conduit gastro-intestinal.

« Autant que possible, l'eau est bue pure, sans mélange, aussitôt puisée, afin que le gaz qu'elle renferme n'ait pas le temps de s'échapper. Cette condition présente d'autant plus d'importance qu'il s'agit de combattre une affection dyspepsique, par exemple.

« Chez certains sujets, la susceptibilité de l'estomac est telle qu'ils ne peuvent avaler un seul verre d'eau sans éprouver de

la répugnance ou des envies de vomir ; dans ces cas exception-
nels, on doit procéder avec modération : on les fait boire à pe-
tites doses, et quelquefois on les coupe avec de l'eau de tilleul
ou de l'infusion de coquelicot ; chez d'autres qui les tolèrent
merveilleusement, les selles ne sont pas sensiblement augmen-
tées pendant les premiers jours ; mais on arrive constamment à
les rendre plus nombreuses. C'est à tort que dans de telles occur-
rences on ajouterait à l'eau minérale une certaine quantité
d'un sel purgatif (sulfate de magnésie ou de soude), comme
nous l'avons vu pratiquer et même ordonner par certains pra-
ticiens.

« Les effets purgatifs se montrent, en général, presque immé-
diatement après l'ingestion de quelques verres sans envies de
vomir, sans malaises, sans coliques ; chez quelques sujets, ils sur-
viennent après un seul verre ; chez d'autres, au bout de quelques heures : l'un éprouve deux, trois, quatre selles ; un autre
dix, douze et plus ; chez celui-ci l'action dure toute une matinée ;
chez celui-là elle se continue durant une partie de la journée.
Ces effets divers diffèrent suivant les conditions particulières de
l'organisme de chaque individu.

« Mais l'eau ingérée dans l'estomac ne borne pas là son action ; ses effets s'irradient sur tout le tube intestinal, et par l'absorption dans tous les organes abdominaux et, en particulier,
vers les reins. Il se passe probablement alors dans les glandes
de l'abdomen les mêmes phénomènes qu'on observe dans les
glandes salivaires sous l'influence immédiate de certaines sub-
stances stimulantes qui exaltent leur sécrétion sans déterminer
d'irritation sur la membrane muqueuse de la bouche, etc., etc. »

Nous bornons là ce que nous avions à dire sur les sources
de Châtel-Guyon, une des richesses hydrologiques de l'Auvergne ; toutefois, nous croirions laisser une lacune dans notre tra-

vail si nous n'y rappelions, avec M. le docteur Aguilhon, que l'efficacité des eaux de cette localité ressort plus spécialement dans les divers genres de constipation, dans les dyspepsies, dans les engorgements des viscères abdominaux, surtout ceux de la rate et du foie, produits par les fièvres intermittentes; dans la goutte et la gravelle, dans la chlorose et les leucorrhées, et dans les affections lymphatiques, scrofuleuses et rachitiques.

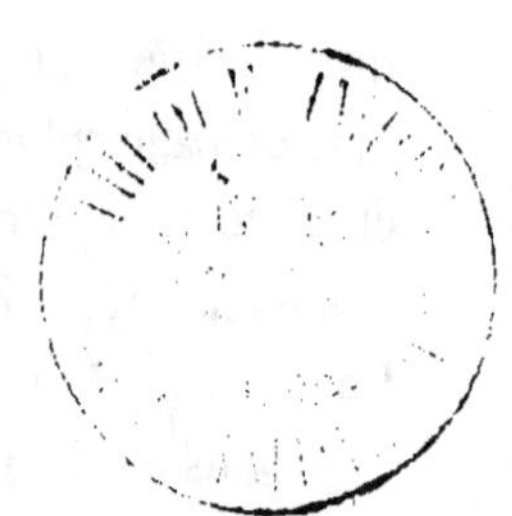

Paris. — Typographie de RENOU et MAULDE, rue de Rivoli, 144.   2869